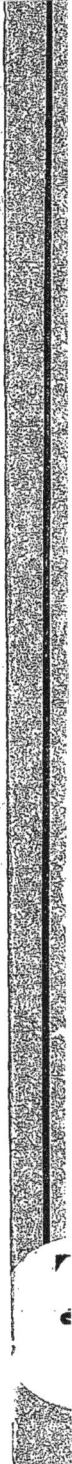

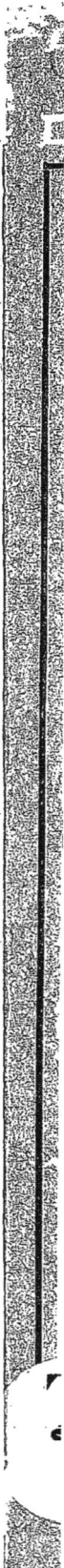

NOTES ET OBSERVATIONS CLINIQUES.

ÉPITHÉLIOMA VULVAIRE PRIMITIF

LOCALISÉ A LA GRANDE LÈVRE GAUCHE, AU NIVEAU D'UN ANCIEN ABCÈS

Fibro-adénôme du sein

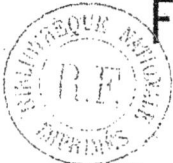

DEUX CAS D'ÉPITHÉLIOMA DU PÉNIS

CONSIDÉRATIONS SUR LE PRONOSTIC ET LE TRAITEMENT

PAR LE D' L. LANCIAL,

Chef de Clinique chirurgicale à la Faculté libre
de Lille.

LILLE,

AU BUREAU DU *JOURNAL DES SCIENCES MÉDICALES*,

56, RUE DU PORT.

—

1889.

ÉPITHÉLIOMA VULVAIRE PRIMITIF

LOCALISÉ A LA GRANDE LÈVRE GAUCHE

AU NIVEAU D'UN ANCIEN ABCÈS

Par le Dr L. LANCIAL,

Chef de Clinique chirurgicale à la Faculté libre
de Lille.

L'histoire du cancroïde ou épithélioma primitif de la vulve, n'est bien connue que depuis l'intéressant mémoire de Deschamps, paru en 1885, dans les *Archives de Tocologie* (1).

Ce n'est qu'au mois de juillet de cette année que le Dr Maurel a soutenu la première thèse qui ait encore été faite sur ce sujet (2). Ce dernier tire surtout parti du mémoire de Deschamps, et base son travail sur 35 observations, dont plusieurs ne se rapportent toutefois qu'au sarcôme pur.

La description toute récente du cancroïde vulvaire primitif est une preuve de sa rareté. Aussi, n'est-il pas étonnant que presque tous les gynécologistes aient gardé le silence sur cette

---

(1) *Étude sur quelques ulcérations rares et non vénériennes de la vulve et vagin.*

(2) *De l'épithélioma vulvaire primitif,* Paris, 1888.

affection. M. le Professeur Trélat n'en a rencontré le premier type qu'en 1882, et n'a pas craint de dire dans une leçon clinique que « c'était un merle blanc ».

Cependant, depuis que l'attention est attirée sur cette affection, on en a observé un certain nombre de cas : Billroth, en huit ans et sur 548 cas de cancers, l'a rencontré huit fois ; en 1886, à la Société obstétricale et gynécologique de Dresde, Rupprecht en a rapporté sept observations personnelles.

Le cas que nous avons observé, offre quelques points intéressants et nous paraît digne d'être exposé :

Il a trait à une femme de 55 ans, entrée dans le service de M. le Professeur Duret, le 9 octobre, et opérée par lui le 12 du même mois.

Son père est mort à un âge très avancé ; sa mère a succombé à une hémorrhagie cérébrale.

Deux de ses frères sont morts de tuberculose pulmonaire. Trois de ses sœurs sont bien portantes.

Les renseignements qu'elle nous donne sur son passé nous permettent de penser qu'elle a fait une pneumonie à 18 ans, et qu'à 28 ans elle dut garder le lit, durant trois semaines, pour un abcès de la grande lèvre gauche. Il se trouve que l'affection qui l'amène à l'hôpital, occupe précisément le siège de cet ancien abcès, de telle sorte que dans la pathogénie de l'affection nouvelle, on doit attribuer une certaine importance à ce que l'on est convenu d'appeler le *locus minoris resistentiæ*. La malade, qui est restée vierge, a été réglée à 14 ans ; elle est arrivée à la ménopause il y a 4 ans.

Elle éprouve depuis sept ou huit ans un prurit vulvaire qui lui cause parfois des démangeaisons très pénibles.

Le début de sa maladie remonte à 4 ou 5 ans. Il se développa à la partie interne de la grande lèvre gauche, près de la peau « un petit bouton », qui grandit lentement, dit-elle, et finit par s'ulcérer il y a 4 mois. Il n'y a jamais eu d'hémorrhagie ; pas de leucorrhée. La marche n'a presque pas été gênée ; mais, dans ces derniers temps, la malade éprouvait, surtout la nuit, des douleurs lancinantes qui s'exagéraient au moment de la miction.

État actuel. — La malade, que nous avons eu l'occasion de voir, il y a deux ans, nous paraît un peu amaigrie, mais offre cependant un état général assez satisfaisant. Elle est atteinte de névrosisme et ne se laisse bien examiner que sur le lit à speculum, où il est facile de constater, après avoir écarté les grandes lèvres, l'existence d'une tumeur aplatie et ulcérée, siégeant à peu près exclusivement à la partie inférieure et interne de la grande lèvre gauche, du côté de la face muqueuse. Le bord libre de la grande lèvre est à peine inté-ressé et la peau qui recouvre sa face externe a conservé son aspect normal. La perte de substance, de la grandeur d'une pièce de deux francs, à peu près de forme circulaire, à bords légèrement mame-lonnés, un peu surélevés et taillés à pic à la partie supérieure, offre un aspect rouge - grisâtre, sans bourgeons charnus et sans suppu-ration ; pas d'odeur spéciale. Le pourtour de l'ulcération présente une grande dureté sur une zone d'un à deux centimètres. L'induration ne s'étend pas profondément et semble être localisée aux bords de l'ulcère. La tumeur est mobile sur les parties profondes.

La petite lèvre correspondante, le clitoris et le canal de l'urèthre ne sont pas intéressés.

La persistance de l'hymen empêche l'exploration complète du vagin, mais on peut facilement sentir, à partir du sillon qui sépare la grande lèvre de la petite, que les tissus sont souples et de consistance normale. Le toucher rectal permet de constater l'absence de tumeur secondaire de ce côté.

La palpation de la région inguinale correspondante, ne fait pas découvrir tout d'abord de tuméfaction ganglionnaire, mais semble indiquer toutefois, après quelques hésitations, l'existence d'un gan-glion profond dont il est difficile de reconnaître les caractères.

Le 12, M. Duret enlève la tumeur au thermo-cautère, en la circon-scrivant d'abord et en la séparant ensuite du tissu cellulo - graisseux sous-jacent. Une incision exploratrice est faite dans la région ingui-nale parallèlement à l'arcade de Falloppe ; on découvre sous l'aponé-vrose un ganglion manifestement dégénéré, de la grosseur d'une noisette, ainsi que deux autres ganglions plus petits.

Sutures et drainage de la plaie inguinale. — Pansement à la gaze iodoformée et à la ouate, et bandage en T, après passage dans l'urèthre d'une sonde qui devra être laissée à demeure, dans le but d'éviter de souiller le pansement.

Au bout de quinze jours, la plaie de la région inguinale, qui a légèrement suppurée au niveau des drains , est complètement fermée, et six semaines après l'intervention, à la sortie de la malade, la plaie de la grande lèvre tend à se cicatriser et n'offre plus que les dimensions d'une pièce de cinquante centimes.

Examen histologique. — Sur une coupe perpendiculaire au plan de la tumeur, on aperçoit profondément du tissu conjonctif contenant de nombreux et volumineux ilôts de cellules adipeuses ; quelques-unes de ces cellules sont isolées. On y trouve également une artériole relativement volumineuse. En se rapprochant de la superficie , on voit dans un tissu conjonctif, infiltré de cellules embryonnaires, des *cylindres épithéliaux*, parfois assez nettement ramifiés. Plus près de la surface, ces cylindres épithéliaux se renflent sur leur trajet et contiennent en ce point des *globes épidermiques* comme isolés , appartenant sans doute à des cylindres coupés perpendiculairement à leur axe.

REMARQUES. — L'intérêt qui s'attache à ce cas , ne réside pas tant dans le diagnostic que dans le mode de traitement qui a été employé. Il nous suggère quelques considérations pathogéniques qu'il n'est peut-être pas inutile de signaler.

— Le diagnostic n'offrait pas de grandes difficultés. Il était remarquable de constater combien ce cancroïde ressemblait par son aspect au cancroïde des fumeurs , dont il offrait, du reste , la marche et les principaux caractères. Il n'y avait pas lieu de prendre cette affection pour un chancre syphilitique , ou bien pour un esthiomène ou lupus de la vulve , à cause de la dureté particulière que présentait la tumeur.

On aurait pu penser également à une tumeur de la glande vulvo-vaginale, à cause du siège, mais , ainsi que nous l'avons fait observer, la tumeur avait débuté par la peau.

— Une importance plus grande réside dans le mode d'intervention. Nous avons dit que l'examen de la région inguinale n'avait pas donné de renseignements précis sur l'état des ganglions et qu'une incision exploratrice avait fait découvrir un gros ganglion dégénéré , situé profondément dans les tissus sous-aponévrotiques. Ce résultat nous permet de penser avec Rupprecht qu'*il faut traiter la région inguinale dans le cas de carcinomé de la vulve, comme Wolkmann et tous les auteurs recommandent aujourd'hui de traiter la région axillaire quand il s'agit du cancer du sein.* Dans le cancroïde vulvaire, alors même qu'à la palpation l'on ne trouve pas d'envahissement ganglionnaire, il est indiqué, durant l'opération, de faire une incision dans la région inguinale pour mieux apprécier l'état des ganglions et pratiquer *le curage de l'aine,* si ces organes sont envahis.

L'observation de cette règle, mettra plus sûrement à l'abri d'une récidive aussi rapide que celle qu'ont observée un grand nombre d'opérateurs qui l'avaient méconnue.

Rupprecht recommande non seulement l'extirpation des ganglions dégénérés, mais encore de tout le tissu conjonctif qui les entoure. Dans notre cas, le tissu conjonctif n'a pas été enlevé, mais la suppuration légère qui s'est produite aura pu l'atteindre au même titre que le bistouri.

— L'apparition de l'épithélioma au niveau de la cicatrice d'un ancien abcès, mérite de fixer un moment l'attention. Toute cicatrice, même petite ou linéaire, peut être le point de départ d'un épithélioma. M. Camille Durand, dans une thèse récente (1), a cherché à démontrer que la dégénérescence épithéliale du tissu de cicatrice est fréquente, en s'appuyant sur 14 observations et sur un tableau récapitulatif de soixante-quatorze faits. Cette dégénérescence survient le plus ordinairement sur les cicatrices anciennes, et, d'après cet auteur, reconnaîtrait pour cause et pour origine l'imperfection anatomique de la structure de son revêtement épidermique. C'est là, il faut l'avouer, une explication qui n'est guère plus satisfaisante que celle du *locus minoris resistentiæ.* Mieux vaut peut-être recourir à l'hypothèse, déjà confirmée en partie, du rôle des agents microbiens dans l'étiologie et la pathogénie du néoplasme. Il y a quelques mois, M. le Professeur Verneuil a

---

(1) *De l'épithélioma pavimenteux primitif des cicatrices.* Paris, 1888.

fait, à ce sujet, une communication importante à l'Académie des Sciences (1). L'une des conclusions qu'il a tirée des travaux de M. Nepveu est ainsi formulée : « Les lésions antérieures au néoplasme (eczéma, abcès, inflammations diverses) réalisent des conditions suffisantes, pour l'introduction des microbes et leur *incarcération* consécutive dans certains tissus. L'irritation lente et prolongée qu'ils produisent dans les parenchymes glandulaires pourrait être une des causes de la production ultérieure des néoplasmes. » Cette théorie du *microbisme latent* est des plus séduisantes et pourrait être appliquée à notre cas, dans lequel un abcès a précédé de 27 ans l'apparition de l'épithélioma, si elle n'était trop récente encore, et étayée par des faits trop peu nombreux pour présenter une garantie suffisante (2).

---

(1) *Contribution à l'étude des bactériens dans les tumeurs ;* séance du 30 avril 1888.

(2) Depuis que nous avons présenté le fait précédent à la Société anatomo-clinique, nous croyons devoir y ajouter quelques détails complémentaires.

Nous avons pu examiner notre malade un an après l'opération. Il n'y avait pas de récidive locale ; la cicatrice était souple, non douloureuse ; la région de l'aine n'offrait rien d'anormal. Nous avons constaté toutefois sur la surface interne de la grande lèvre *droite*, en un point symétrique à celui occupé antérieurement par l'épithélioma de la grande lèvre *gauche*, une tumeur très aplatie, comme verruqueuse, de coloration blanc-grisâtre, de la dimension d'une pièce de un franc. Il n'y avait pas d'ulcération, pas de douleur. Nous avons cependant conseillé l'ablation de cette production que nous croyons de nature papillomateuse.

Dans le courant de la même année, nous avons observé, dans le service de M. Duret, un second cas de cancroïde primitif de la vulve chez une femme syphilitique âgée de 46 ans. M. Ballenghien en a rapporté l'intéressante histoire clinique dans le *Journal des sciences médicales de Lille* (N° 30, 1889) Cette dernière malade a également été opérée avec succès, nous la suivons encore pour nous assurer de l'absence de toute récidive.

NOTE SUR UN CAS

DE

FIBRO-ADENOME DU SEIN

Les tumeurs du sein ont, de tout temps, été étudiées
avec le plus grand soin. Les anatomo-pathologistes les ont
décrites et prises comme types de la plupart des néoplasmes
que l'on rencontre dans d'autres régions. Par suite de leur
fréquence et de leur diversité, elles offraient, en effet, un vaste
champ d'études pour les recherches histologiques. Les résultats
obtenus ont permis de différencier anatomiquement, non seulement les carcinomes ou tumeurs malignes des tumeurs
bénignes, mais encore les différentes tumeurs bénignes elles-
mêmes dont les principales sont représentées par les sarcômes,
les myxômes, les fibrômes et les adenômes.

Les cliniciens ont cependant de grandes difficultés à faire le
diagnostic spécial, quand la tumeur est petite et répond à ce
qu'on a décrit sous le nom de tumeurs adenoïdes du sein. On
sait qu'on a trouvé dans les tumeurs dites adenoïdes en clinique : des fibrômes, des adenômes purs, des fibro-adenômes
et même des fibro-sarcômes et des sarcômes, encore à leur
début, offrant le volume d'une noix ou d'une petite pomme.

Devant ces difficultés de la clinique, on doit chercher à élu-
cider la question du diagnostic en rapportant toutes les observations qui peuvent atteindre ce but.

En ce qui concerne le fibro-adenôme du sein (que, suivant

M. Ranvier, on devrait plus simplement dénommer fibrôme, puisque l'on sait aujourd'hui que tous les néoplasmes de la mamelle sont mixtes, qu'ils sont toujours accompagnés d'une prolifération des cellules épithéliales par suite du travail d'irritation qu'ils déterminent par action de voisinage), on peut dire qu'il est encore incomplètement connu, témoin le cas que M. Routier a présenté à la Société de chirurgie en 1887 (1). Il y est question d'une jeune femme de 21 ans, qui offrait un lobule mammaire spécialement douloureux et où on ne pouvait arriver au diagnostic clinique d'une tumeur. On avait, en effet, pour seul signe physique, la sensation d'un lobule dur, isolable à la périphérie, et cependant le microscope y révélait tous les caractères précis du fibro-adénôme du sein. De telle sorte que, dans ce cas, a fait remarquer M. Terrillon, l'histologie a montré ce que la clinique n'avait pu affirmer, c'est-à-dire l'existence d'une tumeur.

Les surprises de ce genre ne sont pas absolument rares. Pour notre part, nous nous souvenons avoir examiné à plusieurs reprises, dans le service de M. le professeur Duret, une femme de 54 ans qui présentait, comme la malade de M. Routier, quelques lobules mammaires douloureux et indurés, l'examen histologique de ces lobules, pratiqué par M. Toison, y montra l'existence d'un carcinome, alors qu'avant l'extirpation, on avait longtemps pensé avoir affaire à une mammite douloureuse (2).

Le fait que nous avons récemment observé n'offrait pas de difficultés aussi grandes, cependant il était assez remarquable pour exciter notre attention.

Observation. — Une religieuse, âgée de 22 ans, ayant toujours joui d'une excellente santé, est adressée à M. le professeur Duret dans les premiers jours d'octobre 1888.

---

(1) *Bulletin de la Société de chirurgie.* — Séance du 9 février.
(2) Voir cette observation, *Bulletin de la Société anatomo-clinique de Lille*, 1886, page 163.

Il y a un an, elle s'est aperçu que dans la région supérieure du sein droit, il existait une petite grosseur qui s'est développée lentement pour atteindre le volume que nous lui trouvons aujourd'hui. Au début elle ne s'en est pas inquiétée, mais les douleurs qu'elle en éprouve depuis quelques mois l'ont déterminée à réclamer une intervention. Règles régulières ; pas de traumatisme avant l'apparition de la tumeur.

État actuel. — A l'examen de la malade, on remarque que les deux seins sont d'égal volume, que la peau qui les recouvre n'a pas changé d'aspect. Cependant la partie supéro-interne du sein droit offre à la palpation une tumeur du volume d'un petit œuf de poule. Cette tumeur est mobile, légèrement bosselée, résistante, sans fluctuation ; elle ne contracte pas d'adhérence aux parties profondes et à la peau. Elle n'est pas située immédiatement sous la peau, elle en est séparée par quelques lobules applatis à sa surface externe, de façon à la coiffer pour ainsi dire, ce qui, dans un examen superficiel, pourrait faire penser à l'existence d'une mastite chronique. Mais, bien qu'elle ne soit pas tout à fait périphérique, bien qu'on la circonscrive difficilement, on peut toutefois s'assurer qu'elle est indépendante du tissu mammaire circonvoisin sur lequel elle glisse, c'est donc bien *une tumeur encapsulée.*

On ne constate pas d'engorgement ganglionnaire.

L'évolution lente de ce néoplasme chez une malade encore très jeune, les caractères qu'il présente, permettent à M. Duret de porter le diagnostic de fibrôme du sein.

La malade est chloroformée le 13 octobre ; une incision transversale, longue de 7 à 8 centimètres, intéressant la peau et le tissu glandulaire sur une épaisseur d'un centimètre environ, permet d'arriver jusqu'à la tumeur qui est énucléée avec la plus grande facilité. Elle est contenue dans une poche à parois lisses, à laquelle elle est reliée par un petit pédicule long de deux centimètres ; ce pédicule s'insère à la partie profonde et semble pénétrer dans les tissus de la glande mammaire.

Examen de la pièce. — La tumeur, du volume d'un œuf de pigeon, ovoïde, enveloppée d'une capsule fibro-celluleuse, d'une consistance fibro-élastique, pèse 21 grammes. La capsule, d'un gris rosé, mince, lisse, adhère intimement au tissu sous-jacent. On y distingue quelques fins vaisseaux qui rampent à sa surface.

A la partie moyenne de la tumeur, on voit une échancrure, comparable au hile du rein, d'où sort une sorte de pédicule celluleux, applati, membraniforme, large d'un centimètre et demi. Ce pédicule a été respecté par la dissection, peut-être contient-il les canaux galactophores principaux de la masse fibreuse. Le reste de la surface présente quelques sillons assez accusés qui semblent séparer des lobules d'inégale épaisseur.

Sur une coupe transversale, le tissu se présente sous l'aspect d'un tissu dense fibro-élastique, séparé par des travées conjonctives, les unes plus grosses, les autres plus petites, semblant indiquer des lobules mammaires irréguliers et très épaissis. En certains endroits, on trouve la section de petits canaux, section qui ressemble à un point, ailleurs on voit des espaces d'une épaisseur de un millimètre, allongés comme il s'agissait de canalicules galactophores coupés longitudinalement; quelquefois même en deux ou trois points des cavités sinueuses ou espaces beaucoup plus grands, lisses à leur intérieur, qui ne sont peut-être que des canalicules très dilatés ou des espaces séreux qui séparent les lobules mammaires.

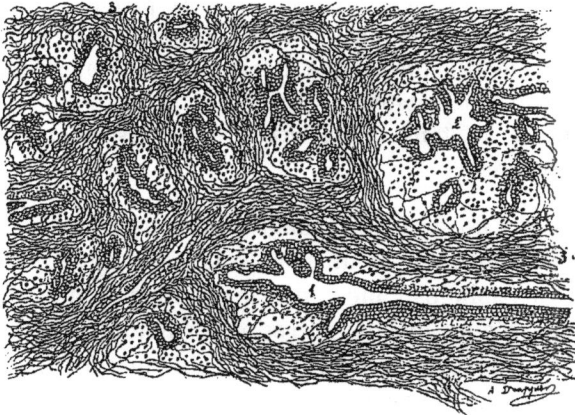

Fig. 1.

1. Canaux galact. dilatés.
2. Acini glandulaires.
3. Faisceaux fibreux.

Examen histologique. — Le microscope révèle tous les caractères du fibro-adenôme du sein. On constate, sur les coupes, la section des canalicules mammaires dilatés, sinueux, et çà et là de petits groupes d'acini. Les canalicules offrent parfois une dilatation considérable ; ils dessinent, sur la préparation, des fentes ou espaces sinueux avec prolongements diverticulaires revêtus d'une couche épithéliale régulière.

Les canalicules et les acini sont généralement beaucoup plus écartés les uns des autres qu'à l'état normal. Ce qui les espace, c'est du tissu conjonctif scléreux ou fibreux. Sur certains points, ce tissu forme, le long des canalicules, de larges bandes juxtaposées, parallèles qui ont souvent une largeur considérable. Ces bandes sont formées de faisceaux fibreux ondulés, très distincts les uns des autres, colorés en rouge par le carmin. Autour des acini, on observe une petite bande de tissu scléreux beaucoup plus mince, ou une couronne ou deux de petites cellules embryonnaires légèrement fusiformes qui sont l'origine des bandes scléreuses.

En résumé, on peut dire que la tumeur est constituée par des canalicules mammaires dilatés, entourés de faisceaux conjonctifs fibreux, faisceaux assez épais pour former la masse principale de la tumeur, qu'elle renferme des acini dont la périphérie présente des traces d'irritation embryonnaire ou de néoformation conjonctive. Il y a là des caractères qui tiennent à la fois d'une formation néoplasique et d'une production irritative.

Ce sont là les traits principaux anatomiques des tumeurs dites *fibro-adénômes.*

Ce qu'il y a de particulier dans cette observation, c'est la présence des lobules mammaires à la face antérieure de la tumeur. Ces lobules, bien que légèrement indurés, étaient aplatis, séparés les uns des autres et permettaient l'exploration de la tumeur sous-jacente. Il est probable que, dans un avenir peu éloigné, le fibro-adenôme aurait écarté les lobules périphériques pour devenir tout à fait superficiel. On sait, en effet, depuis le mémoire de M. Ollier (1) et le traité de MM. Labbé et Coyne (2), que les tumeurs adénoïdes profondes ont une ten-

---

(1) Ollier, *in Gazette médicale de Lyon*, 1855, p. 141.
(2) *Traité des tumeurs bénignes du sein*, 1875, p. 124.

dance à s'isoler de plus en plus de la glande mammaire et à se rapprocher davantage de la peau. La longueur du pédicule, sa minceur nous font admettre que la tumeur avait déjà effectué ces mouvements de *migration* dont parle Labbé.

Nous ne pouvons passer sous silence le procédé opératoire auquel M. Duret a eu recours dans ce cas. Labbé et Coyne, Tillaux (1) conseillent, lorsqu'il s'agit de tumeurs adenoïdes, de recourir à l'*amputation partielle* du sein au lieu de se contenter d'une simple *énucléation* du néoplasme. Ils prétendent avoir trouvé dans l'épaisseur de la poche kystique qui adhère à la glande mammaire, de petites tumeurs secondaires, et ils recommandent d'enlever cette poche ainsi qu'un centimètre ou deux de tissu glandulaire, afin d'éviter une récidive locale. C'est là un conseil qui avait déjà été donné, avant ces auteurs pour le sarcôme du sein, par M. Duret lui-même, à propos d'une présentation qu'il fit, dès 1873, à la Société anatomique de Paris : « Le chirurgien qui se propose d'enlever un sarcôme du sein, ne doit pas, dit-il, se laisser tenter par l'énucléation facile de la tumeur et la décoller avec les doigts, comme cela se pratique assez communément. Il court risque de laisser dans la plaie des portions de tissu conjonctif irrité, déjà envahi par le processus. C'est certainement là une des raisons des récidives de certains sarcômes (2). »

Mais ce qui est vrai pour le sarcôme ne l'est pas pour le fibrôme ou le fibro-adenôme, *quand il peut être reconnu cliniquement,* car c'est peut-être la seule variété de tumeurs adénoïdes qui permette avec sûreté de faire l'énucléation. L'absence habituelle de récidive du fibrôme mammaire dispensait donc le chirurgien de pratiquer chez notre malade l'amputation partielle.

La guérison obtenue au quinzième jour se maintient encore trois mois après l'opération.

---

(1) *Chirurgie clinique*, 1887, T. I, p. 716.

(2) Lagrange et Duret : Cysto-sarcôme volumineux du sein, etc. *Bulletin de la Soc. anat. de Paris*, 1873.

DEUX CAS D'ÉPITHÉLIOMA DU PÉNIS

Considérations sur le pronostic et le traitement.

Les notions anciennes concernant le pronostic et le traitet
ment chirurgical de l'épithélioma du pénis ont été rectifiées et
augmentées dans ces quinze dernières années. Demarquay,
dans son *Traité des maladies chirurgicales du pénis* paru en
1877, n'a pas peu contribué pour sa part à faire avancer ces
différentes questions. Pour le traitement opératoire, on lui doit
un procédé d'amputation qui est de beaucoup supérieur aux
anciens ; pour le pronostic, on trouve dans son traité des considérations importantes qu'il est bon de rappeler. Boyer, parlant
des tumeurs de la verge, dit que l'amputation de cet organe
procure rarement une guérison radicale ; mais Demarquay fait
observer que l'opinion de ce dernier n'est exacte que pour le
cancer proprement dit. Or, comme dans la majorité des cas la
maladie du pénis rentre dans la classe des cancroïdes ou épi-
théliomas, si l'amputation est faite dans des circonstances favorables, elle peut procurer une guérison définitive. Au contraire,
lorsqu'on s'attaque au véritable cancer du pénis on s'expose
aussi bien qu'ailleurs à des récidives presque inévitables.

Les récidives signalées par Demarquay se sont manifestées
aussi souvent dans les ganglions des aines que dans le moignon
résultant de l'amputation. La récidive survenue dans le moignon est certainement due à des ablations parcimonieuses du

**

pénis. Pour la prévenir, dit ce chirurgien, il faut dépasser largement les limites de la tumeur, afin de ne pas laisser dans la
verge de petits amas de cellules épithéliales, moins grosses que
des grains de mil, disséminées dans les corps caverneux et que
l'on ne peut distinguer au toucher du tissu flexible qui les
entoure. Pour mettre obstacle à la répullulation de la tumeur
dans les ganglions, il convient de les extirper lorsqu'ils sont
dégénérés.

Les règles précédentes, formulées par Demarquay, sont des
plus importantes pour l'avenir des malades atteints de
cancroïde de la verge. Mais dans ces dernières années, ces
règles ont encore été précisées d'une manière plus complète.
C'est ainsi qu'aujourd'hui, en présence d'un épithélioma du
pénis, on doit enlever les ganglions des aines non-seulement
lorsqu'ils sont altérés, comme le conseille Demarquay, mais
encore lorsque en dehors de tout signe bien net fourni par la
palpation, on peut soupçonner leur envahissement. Plusieurs
chirurgiens disent même que dans tous les cas il faut faire
systématiquement une *incision exploratrice* dans la région des
ganglions, afin de se rendre un compte exact de l'état de ces
organes et au moindre doute pratiquer le curage de l'aine.

Le procédé de Demarquay pour l'amputation du pénis a lui-
même été modifié et notre maître M. le prof. Duret y a apporté
quelques améliorations dont nous parlerons plus loin.

Nous rapportons deux observations de cancroïde du pénis:
l'une a été recueillie par M. Wacquez dans le service de M. le
prof. Duret, l'autre nous a été donnée par M. le prof. Faucon.
La première renferme la description du manuel opératoire que
M. Duret préconise dans l'amputation de la verge, la seconde
est un bel exemple de la survie obtenue après ablation de la
tumeur. Dans ces deux faits cliniques, l'épithélioma a présenté
dans son évolution, deux aspects différents ; chez le malade de
M. Duret, le néoplasme s'est développé rapidement, tandis que
chez celui de M. Faucon, il est resté durant le même temps
à peu près localisé aux limites du sillon balano-préputial.

PRONOSTIC. — Ces différences observées dans la marche du cancroïde du pénis ne doivent pas paraître extraordinaires. Il est d'expérience, en effet, que ce néoplasme revêt tantôt une *forme maligne*, rapidement mortelle, tantôt une *forme relativement bénigne*, à marche lente, à envahissement ganglionnaire tardif. Cette affection présente donc à la verge les mêmes aspects cliniques que lorsqu'elle siège aux lèvres.

Le malade que nous avons observé dans le service de M. Duret offrait l'un des types des cancroïdes à marche rapide. Un an à peine après les premières manifestations du mal, la verge était devenue énorme, d'une longueur considérable, presque complètement altérée dans ses trois quarts antérieurs, les ganglions des aines nettement indurés présentaient l'aspect de paquets volumineux qui faisaient saillies sous la peau. Après l'amputation de la verge, nous pûmes constater sur une coupe antéro-postérieure de la tumeur, que les corps caverneux ainsi que leur enveloppe fibreuse étaient envahis par le néoplasme : les parois de l'urèthre elles-mêmes étaient intéressées. Telle est une des formes graves de l'épithélioma de la verge. Mais il est possible cependant, comme cela est arrivé à M. Polaillon et à Roché, d'observer des formes plus malignes encore. Chez le malade qui fait l'objet de la relation de MM. Polaillon et Dubuc (1), le néoplasme dans l'espace d'un peu plus d'un an, avait détruit toute la verge et envahi le tissu cellulaire sus-pubien ; la guérison fut cependant obtenue après ablation de la tumeur et castration double. Roché, dans sa thèse (2), rapporte avec une photographie à l'appui, le cas d'un individu de 28 ans, porteur d'un épithélioma qui, en dix-huit mois, avait envahi les ganglions inguinaux avec une rapidité prodigieuse. On voyait dans les aines des végétations épithéliales ulcérées qui avaient acquis d'un côté, le volume d'une tête de

(1) In. an. des mal. des org. génitaux urinaires, janvier 1889.

(2) Du cancer du pénis et de son traitement par l'amputation de cet organe au moyen de l'écraseur de Chassaignac. Lille, 1889.

fœtus à terme. L'extirpation n'était plus possible, et quelques mois plus tard le malade succombait à la suite d'une hémorrhagie survenue au niveau de la plaie.

Mais, à côté de ces faits dont le pronostic est souvent très sombre, il en est d'autres, où l'épithélioma met plus de temps à se développer, subit des périodes d'arrêt et ne se propage aux ganglions correspondants qu'après de longs mois. C'est ainsi que dans deux cas relativement récents, l'un dû à M. Guermonprez, l'autre à M. V. Faucon, on ne constatait pas encore d'altération ganglionnaire dix-huit mois après l'apparition néoplasique. Dans celui de M. Faucon, l'affection n'avait guère franchi les limites du sillon balano-préputial.

Ce sont là des cas favorables pour la survie prolongée à la suite de l'amputation de la verge. Cette survie est certainement aujourd'hui plus commune, plus longue qu'elle ne l'était à l'époque de Boyer. Cela tient à ce que l'on opère plus tôt, plus largement qu'autrefois et surtout à ce que l'on pratique le curage des aines. On sait que l'affection ne se généralise que très rarement, aussi n'est-il pas étonnant de voir la guérison se maintenir longtemps lorsqu'on a extirpé tout le mal.

Un malade de M. le prof. Duret, opéré il y a quatre ans, ne présente pas encore de récidive, l'amputation du pénis a été pratiquée au ras du pubis. Celui de M. Guermonprez, dont l'observation se trouve consignée dans les *Bulletins de la Société anatomo-clinique de Lille* de 1888, est mort d'une pneumonie au quatorzième mois, mais sans présenter aucune nouvelle manifestation néoplasique.

Aux deux faits précédents, nous pouvons en ajouter un troisième qui est encore resté inédit. Il s'agit du malade de M. Faucon, dont nous avons parlé plus haut. Opéré il y a un peu plus de quatre ans, cet homme ne présente pas encore la moindre récidive. Nous avons pu l'examiner à loisir il y a quelques jours, voici en quelques mots son histoire :

OBSERVATION I. — *Épithélioma du penis a marche lente, sans envahissement ganglionnaire.* — *Amputation au thermo-cautère.* — *Rétrécissement du canal de l'urethre.* — *Pas de recidive 4 ans après l'intervention.*

D... C., 35 ans, fileur, sans antécédents morbides, atteint de phimosis congénital, éprouve vers l'extrémité de la verge, au début de l'année 1884, des douleurs intenses pour lesquelles M. le Dr Cadeau, de Tourcoing, lui fait subir la circoncision; il y avait alors au fond du sillon balano-préputial « un petit bouton » qui fut cautérisé au thermo-cautère quelques mois plus tard. Quand le malade se présenta à M. Faucon pour être opéré, le 26 novembre 1885, la tumeur très douloureuse présentait le volume d'une amande; il n'y avait pas d'envahissement ganglionnaire. Elle fut extirpée au thermo-cautère et examinée par M. le prof. Augier qui confirma le diagnostic d'épithelioma. Le malade, un mois plus tard, fut atteint d'un rétrécissement de son nouveau méat; M. Faucon en fit la section et la dilatation. Après quoi la guérison fut définitive.

État actuel. — La verge mesure 6 centimètres de longueur à l'état de flaccidité, son extrémité libre est recouverte d'un capuchon plissé, sorte de nouveau prépuce recouvrant un méat suffisamment dilaté et en léger hypospadias. En faisant uriner le malade devant nous, nous constatons que celui-ci a pris l'habitude de découvrir le méat en tirant sur le fourreau de la verge, le jet de l'urine, légèrement diminué de volume tombe à trente ou trente-cinq centimètres. Pas d'altération ganglionnaire. Il y a dans l'aine droite une petite glande mobile, non indurée, sans aucun caractère des glandes dégénérées. Dans la queue des épidydymes, nous percevons un petit noyau induré sur l'existence duquel D. ne peut nous donner aucun renseignement. Cet homme qui présente un état général excellent, travaille onze heures par jour. Il nous apprend que ses rapports conjugaux sont restés normaux et qu'il a eu un enfant depuis son opération.

M. Horteloup a également relaté en 1888, dans le *Bulletin médical* le cas d'un de ses malades dont la guérison se maintenait quatre ans après l'amputation du pénis. On peut d'ailleurs

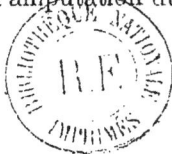

répéter avec M. Bondeau (1) que les chances de guérisons momentanées sont assez nombreuses dans le cancer du pénis et que dans un certain nombre de cas la récidive ne s'est pas manifestée pendant cinq, six et même dix ans. Pour espérer une survie aussi longue il faudra toujours, quelque soit la forme clinique à laquelle on ait affaire, recourir à une extirpation aussi large que possible et le plus précoce qu'il sera au pouvoir du chirurgien.

TRAITEMENT. — Il est évident que l'on devra pratiquer l'amputation.

Mais quel procédé adoptera-t-on de préférence ?

Dans l'amputation du pénis il faut prévenir les deux accidents suivants : 1° l'hémorrhagie qui résulte de la section des nombreux vaisseaux de l'organe; 2° le retrait de l'urèthre et le rétrécissement du nouveau méat urinaire.

Les anciennes méthodes d'amputation avaient pour but principal de parer au premier inconvénient sans tenir suffisamment compte du second. Ces reproches s'adressent aux procédés dans lesquels la section des corps caverneux et du canal de l'urèthre se faisaient *sur le même plan*, c'est-à-dire à la ligature de Ruysch, à l'écrasement linéaire, à la thermo-cautérisation et à la galvanocaustie chimique.

Demarquay a heureusement modifié ces anciens procédés. Tenant compte de la rétraction du canal de l'urèthre, il a préconisé définitivement l'emploi de l'instrument tranchant qui permet de le sectionner sur un *plan antérieur* à celui des corps caverneux.

Le procédé de Demarquay est ainsi décrit : Une bougie étant introduite dans l'urèthre, après avoir fait deux incisions elliptiques circonscrivant et coupant la peau, au point où l'on veut amputer, les deux corps caverneux sont disséqués dans une certaine étendue et coupés transversalement ; mais *l'urèthre est coupé plus en avant*, puis fendu verticalement et les deux portions latérales sont fixées sur les bords de l'incision cutanée.

---

(1) Cancer du pénis. Amputation In Paris Médical 1866, p. 242.

Il résulte de cette opération une espèce de vulve, au centre de laquelle se trouve l'urèthre.

Ce procédé s'oppose à la rétraction de l'urèthre et prévient le rétrécissement du nouveau méat.

Notre maître, M. le professeur Duret, y a apporté les modifications suivantes : Il coupe les corps caverneux non transversalement mais *obliquement* de dehors en dedans et d'arrière en avant de façon à reconstituer une sorte de gland, puis il les sépare l'un de l'autre sur la ligne médiane dans l'étendue de un centimètre et demi à deux : c'est entre eux et au centre même de leur surface de section, qu'il amène l'urèthre fendu en deux parties latérales suivant la méthode de Demarquay. il obtient ainsi un *méat central*. Pour l'y maintenir, les deux parties latérales qui résultent de la section verticale du canal *sont suturées à la gaîne fibreuse* des corps caverneux après les avoir rabattues en avant et au-dessus d'eux. L'urèthre est ainsi parfaitement soutenu par les corps caverneux : il en résulte que dans la miction le *jet est projeté plus loin*. M. Duret a exécuté deux fois cette opération avec succès. Dans le premier cas auquel nous avons fait allusion plus haut, l'amputation avait été faite au niveau du pubis. Dans le cas suivant, où ce procédé sera décrit plus en détails, le résultat était très satisfaisant un mois après l'intervention, lorsqu'une pneumonie vint emporter notre malade. L'opération fut conduite de telle sorte que le patient déjà très affaibli ne perdit pas de sang (1).

(1) On trouvera dans les annales des maladies des organes génito urinaires de 1888, la description d'un nouveau procédé d'amputation de la verge qu'Assaky a récemment mis en pratique. La modification principale de ce procédé consiste dans la suture de l'enveloppe fibreuse des corps caverneux pratiquée de façon à obtenir une ligne transversale. Cette suture, d'après l'auteur, aurait pour effet de parer à l'hémorrhagie, de rendre la plaie sûrement aseptique et surtout de relever le nouveau méat qui se trouve entraîné vers le centre du moignon d'amputation. Mais Assaky ne fend pas le canal de l'urèthre suivant la méthode de Demarquay, il se contente de le suturer à la peau. Kiriac a publié les résultats obtenus par Assaky dans trois cas successifs, mais ses observations ont été publiées trop peu de temps après l'intervention, pour que l'on puisse juger de l'efficacité du procédé.

Observation II. — *Cancroïde de la verge.* — *Guérison de l'opération.* — *Mort de pneumonie;* par M. Wacquez, interne des hôpitaux.

M... Louis, 55 ans, manouvrier, entre le 2 décembre 1888, dans le service de M. le prof. Duret, à l'hôpital de la Charité, salle Saint-Pierre, N° 19.

Cet homme ne peut nous fournir aucun renseignement sur ses antécédents héréditaires. Son casier pathologique personnel est intact. Jamais de maladies antérieures d'aucune sorte ; ni alcoolisme, ni syphilis.

Excellente santé jusqu'ici (on l'appelait le gros Louis). Le malade nous raconte qu'il était pourtant bon viveur à ses heures. Pas de phimosis.

Il y a un an, en dépit de sa négligence et de sa malpropreté, notre sujet constatait du côté du gland et du prépuce une inflammation ou mieux un erythème particulier ; une plaque rouge recouvrait la face dorsale du gland. Cet erythème, sorte de balano-posthite indolente resta quelque temps stationnaire. La miction était facile.

Un mois après apparut dans le sillon balano-préputial, sur la partie gauche du gland une petite végétation, du volume d'une lentille, qui augmenta progressivement.

Il y a dix mois, à la suite de copieuses libations, la nodosité prit tout à coup un développement rapide ; le gland et le prépuce se tuméfièrent démesurément, des douleurs vives éclatèrent au niveau de la tumeur, des démangeaisons et de la cuisson tourmentèrent le malade qui appliqua sur la verge un cataplasme de feuilles de mauve.

Le gland et le prépuce reprirent leur état, mais les douleurs persistèrent très fortes pendant une vingtaine de jours.

Le gland prit peu à peu une consistance plus considérable ; la masse bourgeonnante envahit progressivement les parties voisines, le gland et la peau du prépuce prirent l'aspect d'un chou fleur bourgeonnant, sans ulcération. Parfois la tumeur était le siège d'abondantes hémorrhagies.

Il y a cinq mois, la tumeur avait le volume qu'elle présente aujourd'hui ; les cautérisations au sulfate de cuivre, amenèrent au dire du malade une légère diminution.

Depuis trois mois *statu quo* absolu du côté du pénis.

Depuis six mois surtout, l'état général toujours excellent a baissé beaucoup ; la maigreur, la pâleur, la teinte jaunâtre ont remplacé la

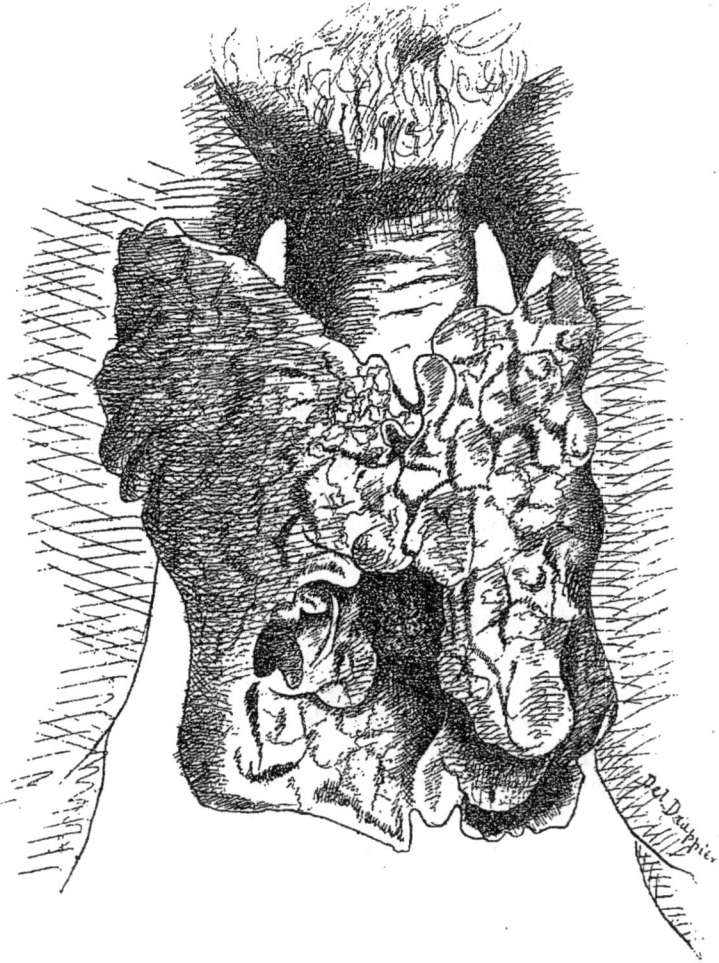

Fig. 2. — Epithélioma du pénis (face dorsale).

bonne santé. L'appétit toutefois est resté bon, les digestions sont faciles et les selles **régulières.**

Rien à signaler aux poumons ni au cœur.

L'approche du malade est rendue pénible par l'odeur pénétrante de l'eschare cancéreux.

La miction s'effectue sans efforts et d'une façon continue : le malade prétend qu'il ne peut garder ses urines, lesquelles s'écoulent incessamment par deux orifices situés l'un à la partie inférieure du gland, l'autre sur la partie latérale gauche de ce même organe.

La tumeur se présente à nous sous la forme d'une masse volumineuse allongée dans le sens du pénis, bourgeonnante, dont le volume dépasse celui du poing.

Une partie du bourrelet préputial, celle qui répond à la partie latérale droite se reconnaît facilement aux caractères normaux de la peau ; les autres portions du prépuce, le gland tout entier, les trois quarts antérieurs du fourreau de la verge, peut-être aussi les parties sous-jacentes sont envahis et comme bourrés par le néoplasme.

La masse cancéreuse s'arrête à 1 centimètre 1/2 dans la racine de la verge, et présente à sa limite postéro-inférieure un bourrelet proéminent, une sorte de crête dont la hauteur égale un centimètre environ.

La masse cancroïdale est dure en tous ses points, de coloration rougeâtre et saigne au moindre contact.

On donne au malade plusieurs grands bains et un purgatif la veille de l'opération ; on désinfecte constamment la tumeur au moyen de compresses trempées dans le sublimé et fréquemment renouvelées.

Les ganglions inguinaux sont envahis, mais peu volumineux, mous et indolents. On ne sent pas de glandes dans la fosse iliaque.

La région est rasée, puis désinfectée.

M. Duret procède à l'amputation de la verge le 6 décembre.

Le chirurgien essaie vainement de retrouver la route de l'urèthre, la sonde se replie à chaque exploration

1er Temps. — Incision des parties molles en arrière et dégagement de l'urèthre.

La verge étant relevée sur l'hypogastre, le chirurgien commence une incision au niveau du corps caverneux gauche, la continue en dedans et en arrière vers le raphé médian des bourses ; une incision analogue est faite à droite et rejoint la première. L'hémostase étant assurée et les couches sous-jacentes incisées, on procède au dégagement de l'urèthre en arrière et sur les côtés, au moyen de la sonde cannelée. Cela fait, on rabat la verge.

2ᵉ Temps. — Incision de la peau en avant et ligature des artères et de la veine dorsale du pénis. La peau se rétracte en vertu de son élasticité et les corps caverneux sont complètement à découvert.

3" Temps. — Section des corps caverneux.

On se sert pour ce temps opératoire du thermocautère maintenu à la température uniforme du rouge sombre.

On peut ainsi sans encombre sectionner les corps caverneux et éviter les hémorrhagies. Cette section est faite obliquement de dehors en dedans et un peu d'arrière en avant, afin de réformer une sorte de gland.

4ᵉ Temps. — Section de l'uré.hre à 1 centimètre en avant de la section des corps caverneux. Incisions longitudinales en avant et en arrière de l'urèthre de manière à le fendre en deux parties latérales égales.

5ᵉ Temps. — Suture de l'urèthre aux corps caverneux.

Ce temps, l'un des plus importants de l'opération à cause des consequences éloignées, présente une modification heureuse apportée par notre maître est aussi des plus délicats. On fixé au moyen de fils de soie fins les lambeaux de l'urèthre au milieu des corps caverneux — ce qui prévient du même coup les rétrécissements consécutifs de l'urèthre. 10 fils de soie fixent l'urèthre. Quelques fils de soie assurent la fixité de la peau aux parties voisines sur les côtés. Les ganglions inguinaux sont enlevés et les lèvres des plaies inguinales suturées au crin de Florence. Drains à la partie déclive, on place à demeure une sonde en caoutchouc rouge dans l'urèthre et l'on fait un pansement antiseptique au niveau de la plaie opératoire et des régions inguinales. Les suites de l'opération sont excellentes, la nuit est bonne.

8 décembre. — Œdème des bourses. Erythème. On enlève les fils de suture de la peau et l'on relève les bourses. L'œdème et la rougeur phlegmoneuse disparaissent.

La température ne dépasse pas 38°.

10 décembre. — Quelques légers débris de sphacèle sont détachés du pourtour de l'urèthre ; les crins de Florence sont enlevés et l'on panse à plat.

Les pansements sont renouvelés tous les jours ; la sonde lavée à l'acide borique. Appétit excellent. Selles régulières. Bon état de la plaie.

12 décembre. — Œdème des bourses et légère infiltration urineuse dans la région du pubis. Le malade durant les deux dernières nuits a retiré sa sonde. Elévation des bourses. La sonde est replacée.

20 décembre. — L'œdème a presque complètement disparu, mais le malade a eu du délire la nuit, on constate des signes de congestion pulmonaire. T. 38°5.

Le lendemain signes manifeste de pneumonie. Toniques. Le malade succombe à cette affection le 28 décembre, sans complication du côté des organes génitaux. La plaie de la verge est cicatrisée.

L'autopsie pratiquée quelques jours plus tard ne porte que sur la cavité abdominale ; on ne constate rien d'anormal, aussi bien du côté des ganglions que du côté de l'appareil génito-urinaire.

Examen histologique. — L'examen microscopique de la tumeur a été fait dans le laboratoire de M. le D' Toison. Il nous a révélé l'existence d'un épithélioma papillomateux à globes épidermiques. La disposition en papilles s'observe déjà à l'œil nu sur plusieurs coupes ; on la retrouve au microscope. Mais il faut dire que les globes épidermiques sont excessivement rares. Notre cas diffère de celui de M. Guermonprez. Dans ce dernier, M. Toison a constaté les caractères typiques de l'épithélioma tubulé à globes épidermiques extrêmement nombreux, serrés les uns contre les autres. Dans le fait que nous rapportons nous ne voyons rien de semblable ; on aperçoit des amas de grosses cellules, cellules à noyaux granuleux, disposées en formes de papilles qui présentent, dans la majeure partie des préparations, des renflements plus ou moins irréguliers sous forme de bourgeons épithéliaux. Entre ces bourgeons on trouve du tissu conjonctif renfermant un assez bon nombre de cellules embryonnaires. Cet aspect papillomateux de l'épithélioma n'est pas exceptionnel ; nous l'avons trouvé signalé dans un certain nombre d'examens, entre autres dans celui que l'on trouve dans l'observation rapportée par M. Chenantais à la Société anatomique de Nantes, en 1885.

Il ne nous a pas été permis de découvrir dans cette histoire clinique la cause étiologique du mal; le phimosis si souvent incriminé n'existait pas. Le malade prétendait que son affection avait débuté à la suite de rapports avec une servante malade, mais il ne peut nous donner aucun renseignement précis sur la maladie dont elle était atteinte. Il eut été intéressant de savoir si cette femme était affectée de cancer utérin, car on a cité cette affection parmi les causes occasionnelles du cancer de la verge. Le malade était d'une malpropreté telle, que malgré l'absence de phimosis, l'accumulation de la matière sébacée dans le sillon balano-préputial et partant l'irritation prolongée en ce point auront favorisé l'apparition de l'épithélioma.

C'est précisément dans ce sillon que tout d'abord se montra le néoplasme. Ce détail est important à noter, car il nous permet de comprendre pourquoi dans ce cas particulier les lésions s'étaient étendues aux corps caverneux et jusqu'aux parois de l'urèthre. On sait, en effet, que le cancroïde localisé au fourreau de la verge se propage plutôt en surface sans atteindre la profondeur de l'organe. L'enveloppe fibreuse des corps caverneux constitue d'ordinaire une barrière au néoplasme et limite son extension. Dans notre cas, au contraire, le gland et le prépuce étaient envahis dès le début et la propagation s'est faite non-seulement en surface mais aussi en profondeur. Le canal de l'urèthre toutefois n'était guère intéressé et son calibre était resté normal.

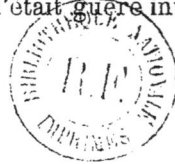

Lille Imp. L. Danel.

212